TRAVAIL FAIT AU LABORATOIRE DE THÉRAPEUTIQUE EXPÉRIMENTALE
DE L'UNIVERSITÉ DE GENÈVE

ETUDE PHARMACODYNAMIQUE

SUR LA

SUBCUTINE

THÈSE

PRÉSENTÉE A LA FACULTÉ DE MÉDECINE DE L'UNIVERSITÉ DE GENÈVE
POUR OBTENIR LE GRADE DE DOCTEUR EN MÉDECINE

PAR

DÉMÉTRIUS PACHANTONI

GENÈVE
HENRY KÜNDIG, LIBRAIRE-ÉDITEUR
11, Corraterie, 11

1904

THÈSE N° 40

La Faculté de Médecine autorise l'impression de la présente thèse, sans prétendre par là émettre d'opinion sur les propositions qui y sont énoncées.

Le Doyen de la Faculté,

Dr A. ETERNOD, Prof.

Genève, le 26 juin 1904.

A. Monsieur le Professeur A. Mayor

hommage de respectueuse reconnaissance.

GENÈVE

Imprimerie W. Kündig & Fils, Vieux-Collège, 4

Malgré la valeur incontestable de la cocaïne comme anesthésique local, on comprend combien il est rationnel de chercher à remplacer cet analgésiant par un autre qui tout en ayant les qualités de cette substance n'aurait pas ces défauts. Car la cocaïne est un alcaloïde dangereux et d'un maniement difficile.

En 1890 M. Ritsert (de Frankfurt a/M.) découvrait l'anesthésine, éther éthylique de l'acide para-amidobenzoïque qui répond à la formule :

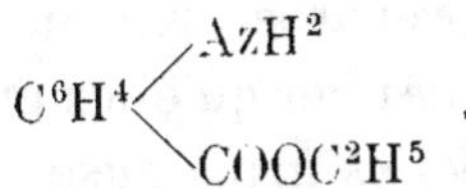

Cette substance, douée de propriétés anesthésiques, présente l'immense avantage d'avoir une faible toxicité. C'est une poudre blanche inodore, insipide et qui portée sur la langue en diminue la sensibilité.

A la suite de recherches expérimentales faites par Binz, Kobert, Dunbar et d'autres, il est établi que l'anesthésine en doses petites et moyennes n'a aucune influence sur l'organisme des animaux. Il faut l'employer à doses énormes (8 grammes de subtance donnée per os et en une seule fois à un lapin de 1820 grammes, Binz) pour obtenir une méthémoglobinhémie de courte durée.

Les travaux cliniques qui ne tardèrent pas à affluer établirent la valeur de l'anesthésine comme analgésique local ; employée sous forme de poudre, de pommade, ou en solutions huileuses, elle a trouvé des applications multiples contre les affections douloureuses des muqueuses et de la peau.

Mais l'anesthésine, qui se dissout facilement dans l'esprit de vin, l'éther, le chloroforme et l'huile, et qui, finement pulvérisée, forme avec les graisses des mélanges parfaits sans présenter aucun phénomène de décomposition, est presque insoluble dans l'eau froide et peu soluble dans l'eau chaude.

Cette faible solubilité dans l'eau restreint considérablement son emploi et rend impossible son usage en injection hypodermique.

Pour tourner la difficulté, on a eu recours à des solutions huileuses préparées par M. Ritsert; mais ces solutions, outre le danger qu'elles présentaient de donner lieu à des embolies graisseuses, rendaient l'opération mécaniquement difficile.

En examinant une série de sels de l'anesthésine M. Ritsert a découvert un nouvel anesthésique qu'il a nommé « Subcutine », corps résultant de la combinaison de l'anesthésine à l'acide paraphénolsulfonique. Sa formule chimique est :

$$C^6H^4\left\langle\begin{matrix}AzH^2SO^3H—C^6H^4OH\\COOC^2H^5\end{matrix}\right.$$

C'est une poudre blanche cristallisée dont le point de fusion est 195,5° ; elle est soluble dans l'eau froide à raison de 1 pour 100; à la température du corps sa solubilité monte à 2,5 pour 100.

Elle peut être conservée en solutions et ne se détruit pas par la chaleur, propriété grâce à laquelle la subcutine possède déjà un grand avantage sur la cocaïne dont les solutions sont, on le sait, fort altérables et qui se dédouble, sous l'influence de la chaleur, en benzoyl-ecgonine et en alcool méthylique.

C'est cette substance que M. le professeur Mayor nous a proposé d'étudier au point de vue expérimental. Du reste certaines expériences avaient déjà été faites avec la subcutine, les unes sur l'animal, les autres sur l'homme, dans le but d'établir ses différents effets sur les parties constituantes de l'œil.

M. Fontan a étudié l'action de la subcutine sur la pupille ; il a expérimenté sur l'homme en comparant les effets de cette substance à ceux de la cocaïne. Pour ses premières expériences la solution de la cocaïne était de 0 gr. 5 pour 100, et celle de la subcutine à 0 gr. 7 pour 100.

Dans une première expérience, un demi-centimètre cube de première solution fut instillé dans l'œil droit et une quantité égale de la deuxième solution dans l'œil gauche.

Dix minutes après, l'inégalité pupillaire était évidente, la pupille de l'œil droit semblant se dilater tandis que la pupille de l'œil gauche paraissait rester stationnaire. Il n'a pas obtenu d'anesthésie.

Dans une seconde expérience M. Fontan a employé un centimètre cube de chacune des deux solutions précédentes. Sept minutes après l'instillation, l'inégalité pupillaire était manifeste, la pupille de l'œil cocaïnisé était considérablement dilatée. La vision binoculaire restait parfaite; mais si l'on fermait l'œil subcutinisé, la lecture avec l'autre œil devenait difficile. Quant aux réflexes cornéens, ils ne paraissaient pas avoir été diminués.

Une troisième expérience pour laquelle M. Fontan n'indique pas le titre de sa solution, a donné les mêmes résultats; de plus il y avait anesthésie de la cornée.

De ses expériences (dix en tout). M. Fontan conclut que « la subcutine provoque une dilatation pupillaire bien moindre que celle qu'on observe après une instillation d'une dose égale de cocaïne: que les effets anesthésiques de ces deux substances sont à peu près les mêmes ».

La subcutine a des propriétés antiseptiques. On a essayé son action sur les cultures de typhus et de choléra et l'on a pu montrer qu'elle est suffisamment antiseptique pour empêcher le développement de ces cultures.

La subcutine est très peu toxique, ainsi, du reste, que l'anesthésine dont elle dérive. Sa faible nocivité est démontrée par les expériences de Becker, de von Norden et de Ritsert, lesquels ont administré la subcutine par voie digestive et en injections sous-cutanées.

Des chiens de taille moyenne, qui en une seule fois avaient reçu per os 5 à 6 grammes de principe actif n'ont présenté aucun phénomène d'intoxication.

Dans une deuxième série d'expériences, la subcutine fut administrée en injections hypodermiques à des chiens et des lapins de poids différents; le lieu d'injection était variable. Les premiers signes d'intoxication se montrèrent lorsque la substance injectée atteignit la dose de 1 gr. 6 par kilogramme d'animal. Ces signes consistèrent en une certaine agitation suivie de mouvements convulsifs des pattes postérieures. Ils furent transitoires et de courte durée : au bout de une à deux heures les animaux se remirent et se retrouvèrent gais et alertes.

Il faut aussi noter que dans ces expériences aucun phénomène d'accumulation ne fut observé.

Pour établir le pouvoir analgésiant de la subcutine, M. Becker a expérimenté sur l'œil du lapin avec des solutions de ½ pour 100.

Pour prolonger l'action de la substance sur la muqueuse il avait commencé par coudre les paupières. La solution à 1 pour 100 a produit une opacité de la cornée et une légère irritation de la conjonctive : les solutions à 0.5 et 0.8 pour 100 n'ont rien donné de pareil.

Dans tous les cas les instillations provoquaient l'anesthésie complète de la cornée, de sorte que M. Becker pouvait promener une épingle sur la surface de l'œil sans exciter le réflexe pectpétrat.

Il est nécessaire, selon M. Becker, de s'assurer que le sel est parfaitement dissout dans le liquide à instiller : autrement les particules de la substance non dissoute irritent la muqueuse de l'œil.

Avant de rapporter les résultats que nous a donnés l'étude expérimentale de la subcutine nous pensons devoir rapporter en quelques mots ce que nous avons pu trouver dans la littérature au sujet des applications thérapeutiques de cette substance.

MM. Becker et Fontan ont publié la révélation de plusieurs cas d'interventions chirurgicales dans lesquelles la subcutine se montra un anesthésique efficace. Ces cas comprennent des opérations d'empyèmes, d'hématomes, des désarticulations des doigts, des résections de côtes, des incisions d'abcès, des opérations sur les annexes de l'œil, des extirpations de ganglions suppurés du cou.

La technique opératoire est la même que celle usitée pour l'injection de cocaïne. Les solutions qui ont été employées — étaient au titre de gr. 0,7 — 1 de subcutine pour 100 d'eau contenant gr. 0,7 de sel marin.

D'après M. Becker, en prenant comme milieu dissolvant la solution physiologique de chlorure de sodium non seulement on favorise la dissolution du principe actif mais de plus, en rendant la solution de subcutine isotonique aux liquides des tissus, on évite au malade l'irritation de tissus infiltrés et la douleur de l'injection.

La tension osmotique des sucs interstitiels correspond à celle d'une solution de chlorure de sodium de gr. 0,9 pour 100. Le poids moléculaire de la subcutine étant de 339, sa solution à 1 pour 100 serait équivalente à une solution de sel marin à gr. 0,17 pour 100. Il faut donc ajouter gr. 0,7 pour 100 de chlorure de sodium si l'on veut la rendre isotonique aux liquides des tissus.

Un fait observé par M. Becker et que nous avons nous aussi constaté, c'est que l'anesthésie produite par une injection de subcutine reste plus localisée que celle provoquée par la cocaïne, elle ne dépasse pas la limite du territoire infiltré, n'envahit point les parties avoisinantes. La durée de l'anesthésie, qui n'apparaît pas avant la troisième minute, est selon M. Becker moins longue que celle produite par une injection de cocaïne de même titre.

M. Becker conclut que la subcutine pourrait avec avantage remplacer la cocaïne. Il la considère comme possédant une supériorité incontestable dans les opérations qui par leur durée nécessiteraient des injections répétées et exposeraient, avec un anesthésique moins innocent, au danger d'intoxication.

Dans les maladies de la peau il s'est servi de la subcutine mélangée au dermatol.

La subcutine administrée en poudre a paru d'une efficacité égale à celle de l'anesthésine dans le cas d'hypéresthésie de la muqueuse gastrique et de dispepsie nerveuse (von Noorden). Employée en ophthalmologie en solutions de gr. 0,5 pour 100 elle a rendu de bons services; en dehors de sa faible toxicité elle ne produit pas l'œdème si marqué des paupières qu'on a à reprocher à la cocaïne.

De même en laryngologie et en art dentaire elle paraît avoir donné de bons résultats. (Fontan.)

Comme nous l'avons déjà mentionné la subcutine se dissout dans les proportions de 1 gramme pour 100 grammes d'eau. Sa solubilité augmente à mesure qu'on élève la température du liquide.

Pour la plupart de nos expériences nous avons employé une solution de gr. 0,8 de subcutine pour 100 grammes d'eau et pour faciliter la dissolution de la substance (?) et avoir une solution isotonique nous avons ajouté gr. 0,7 pour 100 de chlorure de sodium :

Subcutine	0,8 gr. ;
Chlor. de sodium	0,7 »
Eau	100 c. c.

Nous nous sommes servis de solutions de cocaïne titrées de deux façons différentes. L'une de nos solutions contenait simplement le chlorhydrate de cocaïne à raison de gr. 0,5 de ce sel pour 100 c. c. d'eau distillée ; l'autre contenait pour 100 c. c. d'eau distillée, d'une part gr. 0,8 de chlorhydrate de cocaïne, d'autre part gr. 0,7 de chlorure de sodium, ce qui en faisait un liquide à peu de chose près isotonique au plasme sanguin du lapin. Pour les injections intraartérielles nous avons employé des solutions de subcutine titrées à 1 gr. de subcutine pour 100 d'eau.

Les expériences que nous avons faites, se groupent sous les titres suivants :

1° Instillations dans l'œil ;

2° Injections dermiques et hypodermiques ;

3° Injections dans la gaine du nerf sciatique ;

4° Injections intrarachidiennes lombaires ;

5° Injections intracraniennes intraventriculaires ;

6° Injections intracraniennes corticales ;

7° Etude des effets cardiovasculaires ;

8° Examen in vitro de l'influence de la subcutine sur le sang.

Instillations dans l'œil.

(Expériences faites chez le cobaye.)

Nous avons instillé une goutte de la solution de subcutine titrée à gr. 0,8 pour 100 dans l'œil du cobaye. Trois à cinq minutes après l'instillation la cornée était insensible. Nous pouvions la toucher et promener sur elle la tête d'une épingle sans provoquer de mouvements réflexes de défense.

Cette expérience plusieurs fois répétée nous a toujours donné les mêmes résultats. Nous concluons donc avec M. Becker que la subcutine a sur la cornée une action anesthésiante incontestable. Nous avons pu remarquer toutefois : 1° que l'action anesthésiante de la subcutine mettait plus de temps à se manifester que ne demandait pour le faire une solution de cocaïne de même titre ; 2° que sa durée était relativement courte.

INJECTIONS DERMIQUES ET HYPODERMIQUES.

Ces expériences ont été faites chez le chien.

Sur deux points symétriques du dos d'un chien, après avoir rasé les poils, nous avons procédé à l'anesthésie de deux surfaces égales. L'une d'elle fut anesthésiée par la subcutine ; l'autre par la cocaïne.

Pour pouvoir contrôler l'action analgésiante de la subcutine par une incision de la peau nous avons fait, à la façon des chirurgiens, des injections en suivant une ligne droite qui, en cas d'intervention, eût été le lieu d'incision. Nous avons commencé par des injections dermiques espacées d'un centimètre ; une fois la peau anesthésiée nous avons fait des injections hypodermiques.

Les solutions employées étaient toutes les deux titrées à 0 gr. 8 pour 100 et la quantité du liquide injecté de chacune d'elles était de un centimètre cube et demi.

Quelques minutes après l'injection, l'endroit *cocaïnisé* était complètement anesthésié ; nous pouvions piquer ou inciser la peau sans que l'animal réagisse. Quant à l'endroit anesthésié par la *subcutine*, il avait gardé une sensibilité relative ; l'animal piqué se détournait sans paraître cependant éprouver de douleur.

Dans une seconde expérience, pour établir le degré

de l'anesthésie produite par la subcutine en comparaison de celle qu'on obtient par la cocaïne, après avoir de la même façon que dans l'expérience précédente anesthésié deux points symétriques de la peau d'un chien, l'un avec la cocaïne, l'autre avec la subcutine, nous avons injecté au niveau de chacun d'entre eux une goutte d'une solution d'ammoniaque au quart. L'animal qui ne réagissait pas à l'injection dans les tissus cocaïnisés, se montra légèrement sensible à l'excitation, lorsque l'injection était faite dans les tissus subcutinisés. Enfin sur des chiens qui allaient subir des expériences diverses nous nous sommes servis de la subcutine pour anesthésier la peau et les tissus sous-cutanés de la face interne de la cuisse au niveau du triangle de Scarpa et procéder ensuite à la recherche de l'artère fémorale qui devait être mise en relation avec le manomètre enregistreur. L'action de la subcutine se montra assez efficace. L'animal n'a pas paru avoir senti la douleur de l'incision de la peau ni les manipulations que la recherche du vaisseau avait nécessitées.

M. Becker, nous l'avons dit, fait observer que la subcutine n'exerce pas une action analgésiante nette sur les parties avoisinant les tissus infiltrés par l'injection. Nous avons vu dans nos expériences se confirmer ce fait. La subcutine ne parait agir d'une façon franche que dans le foyer même de l'injection.

Pour nos incisions nous étions guidé par les points des piqûres et l'œdème dû à l'injection; si, en opérant, nous dépassions les limites indiquées par le bourrelet d'œdème, l'animal manifestait sa sensibilité à l'excitation douloureuse.

Cette tendance à la localisation étroite de l'action analgésiante de la subcutine, tendance par laquelle elle se distingue de la cocaïne dont l'action se fait sentir sur un territoire beaucoup plus étendu, tient probablement à une moindre diffusibilité des solutions de subcutine.

Injections dans la gaine du nerf sciatique.

(Expériences faites chez le lapin)

Il est établi que la cocaïne injectée dans la gaine d'un nerf produit un phénomène auquel François Frank a donné le nom de « section physiologique » et qui consiste en ce fait, qu'au point de l'injection, il se produit une interruption fonctionnelle du nerf.

S'il s'agit d'un nerf mixte, tel que le sciatique, quelques minutes après l'injection, les électrodes appliqués exactement sur le point qui a été le siège de cette injection et parcourues par un courant faradique ne provoquent aucune réaction de la part de l'animal ; il ne se produit ni douleur ni mouvements.

Si l'on applique le courant électrique au-dessus du point d'injection, tandis que l'animal réagit par des cris et des mouvements énergiques de défense qui traduisent la douleur produite par l'excitation des fibres sensitives centripètes, la patte innervée par ce nerf reste immobile et inerte.

Si, au contraire, on applique le courant au-dessous du point de la section physiologique il se passe le phénomène inverse ; on arrive à tétaniser les muscles de la patte avec le courant faradique tandis que l'animal ne manifeste aucune douleur. Après quelques minutes le nerf reprend ses fonctions.

Plusieurs substances, douées d'une influence incontestable sur le système nerveux sensitif, et qui, injectées sous la peau, paraissent, dans certaines circonstances, avoir une action analgésiante locale, ne donnent pas lieu cependant à la section physiologique du nerf. Telles sont, selon M. le professeur Mayor, le salicylate de soude, l'antipyrine et la morphine.

Le phénomène de la section physiologique est un fait de nature chimique ; nous l'avons vu se produire avec une solution isotonique de subcutine. Or nous avons tenu à vérifier par nous-mêmes le fait qu'en injectant dans la gaine du nerf sciatique une solution isotonique de chlorure de sodium (0 gr. 9 %) on n'arrive nullement à détruire la conductibilité du nerf.

Les solutions de subcutine injectées dans la gaine du nerf sciatique produisent une section physiologique à peu près complète.

Nous avons expérimenté sur sept lapins, en injectant deux gouttes de la solution à 0 gr. 8 de subcutine pour 100 d'eau. Après avoir éprouvé avec un courant faradique modéré l'excitabilité du nerf sciatique quant à ses fonctions sensitives et quant à ses fonctions motrices, nous faisions dans sa gaine l'injection de subcutine.

Trois minutes après, les électrodes étant appliqués sur le point de l'injection, nous faisions passer le même courant ; il ne se produisait aucune réaction ni sensitive ni motrice. Puis, appliquant les électrodes au-dessus du foyer de l'injection, nous voyions se manifester les signes habituels de la sensibilité douloureuse. L'animal réagissait par des cris et des mouvements énergiques de défense. Enfin quand nous excitions le nerf au-dessous du point de section physiologique, la patte s'agitait, secouée par des mouvements rythmés synchrones aux interruptions du courant, tandis que l'animal n'éprouvait aucune douleur.

Il est superflu d'ajouter que l'animal était parfaitement insensible à toutes les excitations appliquées à la patte, dont nous avions infiltré le tronc nerveux.

De même M. Becker avait obtenu l'anesthésie complète de la patte en appliquant pendant une demi-minute, sur le sciatique mis à nu, un morceau d'ouate trempé d'une solution isotonique de subcutine.

Injections intrarachidiennes.

(Expériences faites chez le cobaye).

L'on sait que, d'une façon générale, la cocaïne paralyse les éléments nerveux lorsqu'elle entre en contact avec eux sous forme de solution moyennement concentrée ; qu'elle les excite, au contraire, lorsqu'elle les aborde en dilution très étendue. C'est en raison de cette loi que, injectée sous l'arachnoïde lombaire, du cobaye, la solution de cocaïne paralyse les racines nerveuses sensitives et motrices, et cela en remontant du train postérieur au train antérieur pour, tantôt si la dose est forte, tuer l'animal par arrêt de la respiration, tantôt si elle est plus modérée, déterminer par excitation du bulbe, des convulsions qui font place bientôt à un délire dû à l'irritation des zones corticales du cerveau.

Naturellement ces effets sont un peu variables selon

le titre de la solution injectée : mais toujours l'on constate des actions paralysantes sur le lieu de l'injection, des effets d'excitation dans les régions qu'atteint à la longue, la solution affaiblie par son mélange avec les liquides plasmatiques qu'elle a rencontrés en chemin.

La subcutine aurait-elle les mêmes effets, c'est ce que nous nous sommes demandé. Et pour avoir un point de comparaison exact, nous avons injecté comparativement chez des cobayes, et dans le rachis, des solutions à titre égal de cocaïne, d'une part, de subcutine d'autre part.

Nous donnons en détail les résultats obtenus avec des injections intrarachidiennes.

Toutefois parmi nos nombreuses expériences nous choisissons pour les reproduire celles qui nous paraissent être les plus typiques.

Injections de cocaïne.

(Solution de 0 gr. 8 de cocaïne, 0 gr. 7 de chlorure de sodium pour 100 parties d'eau distillée).

Expérience 1.

4 h. 50 soir. Injection de quatre gouttes de la solution. Parésie immédiate et anesthésie des deux pattes postérieures. L'animal, tombé sur le flanc, est secoué par des secousses générales. Touché au niveau du pavillon de l'oreille, il manifeste une hyperesthésie très prononcée, qui se traduit par des mouvements énergiques de la tête semblables à ceux que fait un animal

qui cherche à fuir la douleur provoquée par un pincement de l'oreille.

4 h. 53. L'animal a les oreilles et les quatre pattes très hyperhémiées, il a une respiration précipitée. L'état de l'anesthésie et de la parésie n'a pas varié.

4 h. 54. Mort par arrêt de la respiration.

Expérience 2.

4 h. 12 soir. Injection de deux gouttes de la solution. Paralysie et anesthésie immédiate des deux pattes postérieures ; l'anesthésie est plus prononcée du côté droit.

4 h. 15. Aux pattes postérieures l'anesthésie persiste tandis que la paraplégie diminue peu à peu. L'animal ronge à vide et d'une manière inconsciente (symptôme auquel, pour être bref, nous donnerons le nom de « délire de rongement »). Hyperhémie des quatre pattes et des oreilles. Les pattes antérieures sont hyperesthésiées. Il est difficile à établir l'état de la sensibilité cutanée.

4 h. 22. L'anesthésie persiste encore.

Expérience 3.

5 h. 5. Injection de quatre gouttes d'une solution de cocaïne à 1/2 pour 100. Anesthésie et paralysie immédiate.

5 h. 7. Petits mouvements subconvulsifs, les pattes antérieures sont hyperesthésiées. Hyperhémie des oreilles et des pattes. Délire de rongement.

5 h. 15. La sensibilité des pattes postérieures com-

mence à revenir ; l'animal réagit légèrement au pincement.

Expérience 4.

5 h. 8. Injection d'une goutte et demie (solution de cocaïne à 1/2 pour 100).

5 h. 10. Anesthésie des pattes postérieures plus prononcée du côté droit.

5 h. 13. La sensibilité revient peu à peu. Chez cet animal la motilité n'a point été troublée.

Injections intrarachidiennes de subcutine.

(Solution à 0, gr. 8 de substance, 0, gr. 7 de chlorure de sodium pour 100 parties d'eau distillée.)

Expérience 1.

5 h. 10 soir. Injection de quatre gouttes de la solution.

5 h. 11. Parésie de la patte droite postérieure sans anesthésie.

5 h. 12. Parésie des deux pattes postérieures avec diminution notable de la sensibilité de la patte droite, la patte gauche étant seulement hypoesthésiée.

5 h. 14. La motilité des pattes commence à revenir.

5 h. 20. L'animal a retrouvé sa motilité. Ses pattes postérieures continuent à être hypesthésiées. Nous n'avons observé aucune hyperhémie des pattes et des oreilles.

Expérience 2.

3 h. 32 soir. Injection de quatre gouttes de la solution. Parésie immédiate des deux pattes postérieures, accompagnée d'une anesthésie plus prononcée du côté gauche que du côté droit, où il n'existe qu'une simple diminution de la sensibilité.

3 h. 37. La parésie a à peu près disparu.

3 h. 42. Une diminution de la sensibilité persiste encore, l'animal est hérissé; il a de légères secousses. Pas de délire.

Expérience 3.

5 h. 30. Injection de six gouttes de la solution. Parésie presque immédiate des deux pattes postérieures suivie d'une anesthésie complète du train postérieur. Pas de phénomènes généraux.

Expérience 4.

4 h. 25. Injection de deux gouttes.

4 h. 26. Faiblesse transitoire de la patte gauche, que l'animal traîne pendant quelques instants. Hypoesthésie du train postérieur à peine marquée.

Injections intracraniennes.

(Expériences faites chez le cobaye. D'une façon constante les injections sont faites dans le cerveau gauche. Solution à 0 gr. 8 *de cocaïne,* 0 gr. 7 de chlorure de sodium pour 100 parties d'eau distillée).

Expérience 1.

6 h. 10. Injection intraventriculaire de trois gouttes de la solution. L'animal tombe sur le flanc. Il est raide et présente au contact une hyperexcitabilité générale.

6 h. 11. L'animal a des secousses.

6 h. 12. L'animal est pris de convulsions générales qui se terminent par un véritable opisthotonos. Cyanose des oreilles et des pattes. Arrêt de la respiration ; le cœur continue à battre pendant quelque temps.

A l'autopsie nous avons constaté que l'injection avait bien réellement pénétré dans le ventricule.

Expérience 2.

6 h. 30. Injection intraventriculaire de 3 gouttes de la solution. Raideur des pattes; convulsions générales.

6 h. 31. L'animal est déjà cyanosé; sa respiration est devenue superficielle. Arrêt de la respiration ; le cœur continue à battre pendant quelques secondes. A l'autopsie nous avons reconnu que l'injection avait été faite dans la cavité du ventricule latéral gauche et que le liquide que nous avions coloré à l'encre de Chine avait inondé comme dans l'expérience précédente les autres cavités du cerveau.

Injections de subcutine, 0,7 de chlorure de sodium pour 100 c.c. d'eau distillée.

Expérience 3.

4 h. 50. Injection intraventriculaire [1] de quatre gouttes

[1] Ici, comme dans nombre d'expériences faites avec la subcutine, l'animal ayant survécu, la profondeur à laquelle a pénétré le liquide

de la solution faite à gauche. L'animal tombe sur le flanc droit. Il a pendant quelques secondes des mouvements de course. Les oreilles sont pâles. L'animal est pris de pleurosthotonos.

4 h. 55. L'animal commence à se remettre.

Expérience 4.

5 h. 25. Injection intraventriculaire de deux gouttes de la solution. L'animal tombe sur le flanc droit; puis il présente quelques mouvements de course; après quoi il se relève.

5 h. 28. Secousses légères de la tête. Oreilles pâles. L'animal est hérissé.

Expérience 5.

4 h. 40. Injection intraventriculaire de trois gouttes de la solution. L'animal tombe sur le côté opposé à celui de l'injection. Anémie des oreilles. Pleurosthotonos. Hyperesthésie.

Expérience 6.

6 h. 7. Injection intraventriculaire de six gouttes de la solution.

6 h. 7. L'animal reste sidéré. Sa respiration est accélérée. Mais il se remet et présente le délire de rongement; au toucher il présente une hyperexcitabilité générale.

7 h. Mort.

n'est point établie par l'autopsie. Mais nous savons que chez le cobaye de grosseur moyenne l'aiguille de 4 millim. de longueur pénètre dans le ventricule latéral, tandis que celle de 2 ½ millim. ne l'atteint point.

Injections intracraniennes corticales.

(Solution de cocaïne à 0 gr. 8 pour 100.)

Expérience 1.

5 h. s. Injection de deux gouttes de la solution faite dans l'écorce du cerveau. L'animal tombe sur le flanc gauche, c'est-à-dire sur le côté opposé à celui de l'injection. Il reste immobile les pattes étendues.

5 h. 2. Mouvements de course ; respiration accélérée. Oreilles et pattes hyperhémiées.

5 h. 4. L'agitation commence à décroître ; l'animal présente une légère hyperesthésie. Relevé, il tend toujours à tomber.

Expérience 2.

5 h. 10 s. Injection corticale de deux gouttes faite à gauche. L'animal tombe sur le flanc droit. Raideur des membres et du corps. La tête est tournée du côté droit.

5 h. 12. Mouvements de course ; Opisthotonos. Hyperexcitabilité et hyperhémie des pattes et des oreilles. Les yeux sont fermés par un spasme des orbiculaires. Respiration accélérée.

5 h. 18. L'hyperesthésie persiste ; l'animal se tient tranquille.

Expérience 3.

(Solution de subcutine à 0 gr. 8 pour 100.)

5 h. 40. Injection de deux gouttes de subcutine dans l'écorce cérébrale. L'animal s'incline du côté droit, l'injection étant faite à gauche.

3 h. 7. Légère agitation ; petites secousses et cris. Faiblesse relative des membres droits.

Expérience 4.

5 h. 35. Injection corticale de deux gouttes de la solution faite à gauche. L'animal s'incline du côté droit.

5 h. 35. L'animal reste incliné et tourné du côté droit. Il est hyperexcitable ; il pousse des petits cris.

5 h. 40. L'animal est tranquille.

On voit par les expériences rapportées ci-dessus que les effets de la subcutine sont différents de ceux de la cocaïne sur certains points.

Toutes choses égales, d'ailleurs, la subcutine est un anesthésique local moins efficace que la cocaïne. Deux gouttes d'une solution de cocaïne à 0 gr. 8 % injectées dans le canal rachidien suffisent à donner une anesthésie complète du train postérieur tandis qu'une quantité égale d'une solution de subcutine au même titre ne fait qu'émousser momentanément la sensibilité des pattes postérieures ;

2° L'anesthésie produite par l'injection intrarachidienne de solutions de ces deux substances est accompagnée d'un certain degré de parésie. Pourtant tandis que dans l'action de la cocaïne c'est l'anesthésie qui est le symptôme dominant, dans l'action de la subcutine, la parésie parait être au contraire le principal effet;

3° La subcutine, comme on pouvait s'y attendre, vu sa faible toxicité, n'a pas, sur l'état général de l'animal, l'influence nocive de la cocaïne. Quatre gouttes d'une solution de cocaïne à 0 gr. 8 % injectées dans le rachis suffisent pour tuer un cobaye ; une quantité égale de subcutine n'a pas même donné cet état de dépression que nous avons vu succéder à l'injection intrarachidienne d'une goutte et demie de cocaïne ;

4° La solution faible de cocaïne injectée sous l'arachnoïde rachidienne finit par faire sentir ses effets sur le cerveau ; elle donne lieu alors à des phénomènes d'excitation : délire de rongement, secousses de la tête, mouvements subconvulsifs, hyperémie des pattes et des oreilles, accélération de la respiration. Ces phéphénomènes sont absents lorsqu'on emploie aux mêmes doses la solution de subcutine ;

5° L'injection dans la masse cérébrale de la solution faible de cocaïne provoque, en premier lieu, de la paralysie, (faiblesse de membres du côté opposé au lieu de l'injection) ; puis des phénomènes d'excitation (surexcitabilité générale, raideur des membres et du corps, mouvements du course, délire, etc.,). La subcutine nous a donné les mêmes effets mais d'une façon très atténuée ;

6° Avec les injections intrarachidiennes et intracraniennes de subcutine nous n'avons pas constaté l'hyperémie des pattes et des oreilles que donnent les injections de cocaïne. Au contraire les oreilles nous ont paru anémiées.

Injections intraartérielles.

L'on sait de quelle importance sont les phénomènes cardiovasculaires dus à la cocaïne. Nous avions tenté d'établir de quelle valeur étaient ceux que déterminaient les solutions de subcutine. Comme on va le voir ils sont infiniment plus modestes : nous nous en sommes promptement convaincus : et très promptement aussi nous nous sommes aperçu que ce n'était point ici l'action cardiovasculaire, mais l'action nocive à l'égard du sang, qui était à considérer : c'est ce qui nous a arrêté dans cet ordre de recherches.

Les tracés cardiaques ont été pris au moyen du kymographion de Ludwig par l'intermédiaire d'une canule de Frank introduite dans la carotide. Les injections de la substance à étudier étaient pratiquées dans le bout central de l'artère fémorale.

Tracé A. — Solution de subcutine à 1 %.

Quantité injectée.	Temps d'injection.	Deux minutes après l'injection : Pression. 92mm	Pouls. 232
1 cm³	4 h. 17 m.	102 mm.	216
—	4 » 20,5 »	98 »	224
—	4 » 23 »	100 »	240
—	4 » 26 »	94 »	208
—	4 » 30 »	90 »	252
—	4 » 32,5 »	86 »	228
—	4 » 35,5 »	86 »	244
—	4 » 40 »	80 »	256
—	4 » 43 »	80 »	242
—	4 » 45,5 »	80 »	236
—	4 » 49,5 »	80 »	160 (?)
—	4 » 51,5 »	76 »	236
4 cm³	4 » 53 »	100 »	186
—	4 » 56 »	98 »	200
—	4 » 59 »	80 »	216
—	5 » 2 »	90 »	188
—	5 » 5 »	86 »	196
—	5 » 9 »	92 »	200

Tracé B.

Quantité de sub. injectée.	Temps d'injection.	2 min. apr. l'injection : Pression.	Pouls.
		94	212
1 cm³	5 h. 29 m.	100 mm.	180
—	5 » 32,5»	98 »	196
—	5 » 37 »	94 »	204
—	5 » 42 »	96 »	196
—	5 » 44 »	94 »	200
9 cm³	5 » 47,5 »	78 »	212
—	5 » 50 »	72 »	204
—	5 » 53 »	68 »	208
—	5 » 56 »	60 »	184
18 cm³	6 » 00 »	64 »	228
—	6 » 3,5 »	80 »	200
13 cm³	6 » 7 »	94 »	148
1 »	6 » 10 »	102 »	162
Cocaïne 1 °/₀ 5 cm³	6 » 12 »	74 »	104
Sub. 5 cm³	6 » 20 »	80 »	152
Cocaïne 1 °/₀ 5 cm³	6 » 23 »	88 »	148
» 1 ½ cm³ 5 °/₀	6 » 25 »	24 »	48

Les effets de la subcutine sur la pression sanguine et le pouls ont donc été les suivants :

Quant à la pression sanguine : les doses minimes injectées au début l'ont relevée légèrement (8 à 10 millimètres de mercure). Puis la pression s'est abaissée graduellement passant de 92 à 76 dans l'une de nos expériences, de 94 à 60 dans l'autre.

Dans la troisième période la pression sanguine tend à remonter et même dépasse le niveau initial.

Dans cette période on pourrait supposer qu'il s'agit d'un effet de la masse injectée. Cette masse chez l'animal qui fait l'objet du tableau B atteignait presque à la valeur de la quantité totale du sang. Mais comme le phénomène se retrouve chez le lapin du tracé A qui, au moment où on le constate n'avait reçu que 17 cc. de liquide dans son arbre vasculaire, nous sommes amenés à voir dans cette hypertension le résultat de l'altération sanguine dont nous allons parler et de l'asphyxie qui en résulte.

Nos expériences ont été interrompues peu de temps après l'apparition de ce plateau, l'animal étant fort malade à ce moment, et les effets de la subcutine pendant la période prémortelle ne nous intéressant pas quant à l'objet de notre étude. Ce qui était intéressant par contre, c'était de comparer les effets de la subcutine avec ceux de la cocaïne.

Si nous examinons un des tracés obtenus avec ce dernier alcaloïde recueillis à l'aide d'un dispositif expérimental entièrement semblable à celui que nous avons employé, et conservés au laboratoire, nous remarquons : que la cocaïne à faible dose provoque, elle aussi (on le sait), une augmentation de la pression sanguine, mais que dès que l'on a injecté un total de 5 ½ centigrammes de sel, la pression, après un relèvement très temporaire dû aux convul sions qui déjà sont apparues, commence à s'abaisser pour chuter énormément après une injection de 25 milligrammes, laquelle finit par amener la mort.

La suite de l'expérience montre une atteinte extrêmement puissante sur le cœur qui finit par s'arrêter lorsque l'animal (de 1600 gr.) a reçu 24 centigrammes de sel de cocaïne (15 centigrammes par kilo). Avec la subcutine il se produit bien une dépression légère lorsque l'animal a reçu 5 centigrammes de substances. Mais si cette dépression s'accentue un peu jusqu'à ce que 12 centigrammes dans un cas, 39 dans l'autre avaient été injectés, à partir de ce moment elle tend à faire place à une nouvelle ascension. Et au moment où nous avons interrompu l'expérience, les lapins, dont la pression était égale ou supérieure au chiffre initial, avaient reçu, le premier 36 centigrammes de substance et l'autre 88 centigrammes.

Le deuxième animal nous a servi à une comparaison d'un autre genre. Au moment où la pression, depuis une dernière injection de subcutine, était à 102, nous avons fait une injection de cocaïne de 5 centigrammes en solution de 1 %. Aussitôt la courbe de la pression artérielle dessina une courbe parabolique descendante qui en 30″ l'amena à 40 millimètres, pendant que le pouls devenait petit et irrégulier. Après quoi, graduellement, et dans l'espace de 20 secondes, la pression remontait, le pouls restant affolé, pour reprendre bientôt sa régularité tout en conservant le type du pouls bigéminé. Mais la pression restait définitivement à 74 millimètres, c'est-à-dire à 28 millimètres au-dessous du point où elle était avant l'injection.

Cinq centimètres cubes de la solution de subcutine à 1 % injectés 8 minutes après, la pression étant à 91, provoque une légère élévation de la pression artérielle suivie, quelques secondes après, d'une chute graduelle qui ramène la pression à 74 millimètres.

Influence sur le sang.

Au cours de notre première expérience sur les effets cardiaques de la subcutine nous avons observé que le sang de l'animal à qui nous faisions des injections intraartérielles perdait peu à peu sa couleur normale, et qu'il brunissait. Dans une seconde expérience le même phénomène se reproduisit. Une injection intraartérielle de 2 cc. de la solution de subcutine à 1 % avait déjà suffi pour faire apparaitre dans le sang la nuance caractéristique de la methémoglobine. De même, dans une troisième expérience, après deux injections de subcutine à 1 % de 1 c.c. chacune, faites sous la peau du ventre d'un lapin, on voyait quelques minutes après, dans la canule de Frank et sur les artérioles du cou mises à nu par l'incision, les premiers signes d'une altération sanguine.

Dans toutes ces expériences, à la suite des injections répétées le sang finissait par devenir franchement brun-chocolat, couleur de la methémoglobine.

Nous avons répété l'expérience sur des chiens. Nous avons injecté sous la peau 15 cc. de la solution : quelques minutes après l'injection le sang pris dans une veine de l'animal présentait la couleur du sang methémoglobinisé.

Le sang mélangé in vitro à une solution de subcutine devenait brun comme dans les expériences précédentes.

Il n'est pas étonnant que la subcutine modernise la methémoglobinémie. C'est là une propriété appartenant à l'anesthésie ; elle a été signalée déjà par Binz. Ce qui nous a frappé c'est la petite quantité qui a suffi pour produire ce phénomène.

Pour plus d'exactitude nous notons ce fait que le sang des animaux examiné au spectroscope par M. le Docteur Nutritziano à qui nous exprimons ici nos remerciements pour l'aimable assistance qu'il nous a prêté au cours de nos expériences, a présenté la ligne de la methémoglobine.

Conclusions générales.

1° La subcutine possède une action anesthésique locale mais cette action est moins puissante que celle de la cocaïne ; elle s'étend aussi à une moindre distance autour du point d'injection.

2° La toxicité de la subcutine est faible.

3° Son influence sur le cœur et les vaisseaux paraît modérée, en tous cas bien moins accentuée que celle de la cocaïne.

4° Par contre la subcutine a une action novice sur le sang en ce sens qu'elle donne lieu à la methémoglobinémie.

---

www.ingramcontent.com/pod-product-compliance
Lightning Source LLC
LaVergne TN
LVHW052016160826
845678LV00003B/1074

* 9 7 8 2 3 2 9 6 4 1 1 6 4 *